LE DICROTISME

SA PRÉSENCE DANS LES MALADIES INFECTIEUSES

PAR

Louis DELON

DOCTEUR EN MÉDECINE

MONTPELLIER

IMPRIMERIE GUSTAVE FIRMIN, MONTANE ET SICARDI

Rue Ferdinand-Fabre et Quai du Verdanson

1907

LE DICROTISME

SA PRÉSENCE DANS LES MALADIES INFECTIEUSES

PAR

Louis DELON

DOCTEUR EN MÉDECINE

MONTPELLIER

IMPRIMERIE GUSTAVE FIRMIN, MONTANE ET SICARDI

Rue Ferdinand-Fabre et Quai du Verdanson

1907

A MES PARENTS

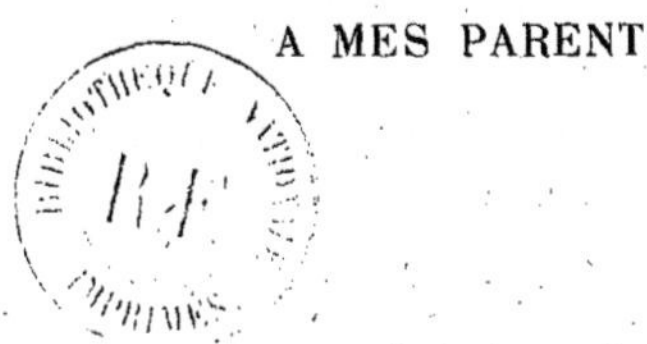

A MON EXCELLENT AMI LE DOCTEUR PLANQUES

MEIS ET AMICIS

L. DELON.

A MON PRÉSIDENT DE THÈSE

MONSIEUR LE PROFESSEUR CARRIEU

A MON JEUNE MAITRE

MONSIEUR LE PROFESSEUR AGRÉGÉ SOUBEYRAN

L. DELON.

PRÉFACE

Avant d'aborder l'étude qui va faire l'objet de ce travail, c'est pour nous un devoir aussi naturel qu'agréable à remplir que d'adresser à nos Maîtres de cette vieille Faculté de Montpellier les respectueux hommages de notre inaltérable reconnaissance. Nous sommes heureux de déclarer publiquement combien leurs conseils incessants nous ont été précieux pour nous aider à comprendre les nobles obligations qu'entraîne la profession médicale, et nous ne pourrions jamais oublier ceux dont l'enseignement clinique sera toujours présent à notre mémoire. Il serait inutile de les citer ; ceux qui ont dirigé nos premiers pas savent assez que c'est à eux que vont tous nos remerciements.

C'est à ce titre que nous tenons à ce que Monsieur le Professeur Carrieu, qui nous fait aujourd'hui l'honneur d'accepter la présidence de cette thèse, soit persuadé que nous nous rappellerons toujours son enseignement éminemment pratique, et que nous regrettons vivement de quitter sa clinique où nous avons puisé les notions qui nous guideront daus la clientèle. C'est dans son service de l'Hôpital Suburbain que nous avons fait nos premiers pas dans la médecine; ses leçons pleines d'intérêt, son enseigne-

ment méthodique autant que pratique nous ont attiré et c'est auprès de lui que nous avons acquis toutes nos connaissances de clinique interne.

Nous remercions également Monsieur le Professeur agrégé Soubeyran, qui, nous considérant comme un véritable ami, n'a rien négligé pour nous diriger dans nos études, et a toujours été pour nous d'une sollicitude que nous ne pouvions passer sous silence. Nous n'oublierons jamais son amitié.

Que nos camarades d'étude reçoivent enfin l'expression de notre plus sincère sympathie; nous conserverons de leur douce affection un inoubliable souvenir.

LE DICROTISME

SA PRÉSENCE DANS LES MALADIES INFECTIEUSES

INTRODUCTION

PHYSIOLOGIE DU POULS. — LE DICROTISME

De tous les procédés d'exploration des artères, c'est la palpation qui nous donne les renseignements les plus utiles et les plus importants sur les modifications qe subissent les pulsations au cours des diverses maladies. Nombreuses sont, en effet, les variations éprouvées dans le rythme, la force, la fréquence, l'ampleur et autres caractères du pouls au cours des affections les plus variables. Et si, d'une façon générale, l'énergie cardiaque, la quantité du sang, la structure artérielle nous semblent résumer la pathogénie des signes plus ou moins nets observés au niveau des artères, il nous paraît intéressant d'étudier la part due à chacune de ces causes et sous quelles influences elles prennent naissance au cours des maladies infectieuses pour expliquer tel ou tel caractère de la pulsation radiale. Sans doute les trois facteurs que nous venons de signaler constituent la base de la symptomatologie artérielle au cours des maladies, mais trop souvent aussi, par un simple palper manuel, le praticien néglige certaines particularités dont l'interprétation est une tâche difficile que nous allons nous efforcer de résoudre.

Ce procédé d'exploration nous renseigne uniquement sur les phénomènes mécaniques de la circulation ; le pouls traduit l'état du cœur et des artères : plus la contraction ventriculaire sera forte, plus l'intensité du pouls sera grande et plus le choc sera énergique. Le premier phénomène que nous constatons lorsque nous tâtons une radiale est donc la force de la contraction cardiaque ; mais à côté de ce signe, la fréquence, le rythme, la régularité, l'ampleur de la pulsation sont presque toujours recherchés par le médecin. Et c'est à ce point que s'arrête en général l'examen du pouls, le palper digital ne permettant pas la plupart du temps de faire une analyse plus complète, une analyse plus délicate. Il faut, pour se rendre un compte exact des caractères des battements artériels, avoir recours à des procédés d'exploration plus précis et mettant d'une façon plus nette en évidence les particularités siégeant au niveau des artères : c'est le tracé sphygmographique et la sphygmométrie qui vont nous donner les renseignements que nous cherchons.

a) *Des caractères du pouls normal.* Que nous dit la courbe du pouls chez un individu sain ? Comment se présente à nos yeux un tracé normal ? Si nous analysons les parties constitutives d'une pulsation, nous voyons qu'elles sont au nombre de trois : la première, répondant à la systole cardiaque, est caractérisée par une ligne d'ascension presque verticale se terminant à sa partie supérieure par un sommet plus ou moins arrondi, représentant la seconde partie du tracé ; quant à la troisième, c'est une ligne de descente qui tombe d'une façon oblique et progressive avec quelques ondulations jusqu'au point où va commencer la ligne d'ascension. Ascension, sommet, descente, telles sont les trois divisions qui rendent sensible à la vue le passage de l'ondée sanguine dans les artères, et correspondent à l'augmentation, au maximum et à la diminution de la tension artérielle. La ligne de descente qui nous intéresse plus particulièrement au cours de ce travail n'est pas rectiligne comme la ligne d'ascension ; elle présente au contraire une série d'ondulations qui lui donnent un aspect festonné. Les unes sont d'une ampleur insignifiante et sont le résultat d'ondulations secondaires du canal artériel distendu par la colonne sanguine, désignées sous le nom d'*onde d'élasticité* ; elles sont de peu d'importance ; nous ne nous en occuperons pas. Au point de vue pratique, on ne tient compte que d'un seul des soulèvements de la ligne de descente, beaucoup plus marqué que les autres, appelé par Marey *onde systolique*, par Landois *onde de recul*, par Wertheimer *onde de clôture des sigmoïdes ;* plus marqué que les autres, nettement perceptible au doigt quelquefois chez l'individu normal, mais surtout dans certains cas pathologiques, il constitue ce que l'on désigne sous le nom de *dicrotisme.*

b) *Du dicrotisme.* — Le dicrotisme nous apparaît donc, non pas comme un fait morbide, mais bien comme un fait physiologique présentant une amplitude plus grande dans certains cas pathologiques. Il existe à l'état normal, mais souvent alors n'est pas perceptible au doigt ; ce n'est qu'à l'aide d'appareils enregistreurs que nous réussissons à le mettre en évidence. Lorsqu'il est porté à ses extrêmes limites, le soulèvement de la ligne de descente égale presque la moitié de l'ondée primitive, il devient alors nettement perceptible pour le doigt qui le tâte. On sent deux pulsations au lieu d'une ; on a réellement affaire au *pulsus bis feriens* déjà connu des anciens et constaté par Galien. Mais c'est en dehors de l'état normal, ce n'est que dans certaines affections, dans la plupart des maladies infectieuses et en particulier dans la fièvre typhoïde, que le dicrotisme du pouls devient perceptible au doigt. Aussi, allons-nous consacrer le chapitre suivant à l'étude du dicrotisme dans différentes affections.

LE DICROTISME DANS SES RAPPORTS AVEC LES DIFFÉRENTS ÉTATS FÉBRILES ET EN PARTICULIER AVEC LES MALADIES INFECTIEUSES

Le palper digital, avons-nous déjà dit, suffit à mettre le dicrotisme en évidence lorsque ce phénomène est assez prononcé. Aussi, depuis longtemps s'est-on occupé de savoir dans quelles affections on le trouve le plus souvent; et ce que nous savons aujourd'hui, c'est que, au cours de certaines maladies aiguës fébriles, il s'observe avec une grande fréquence. Chez les fébricitants, spécialement dans la fièvre typhoïde et le rhumatisme articulaire aigu, le dicrotisme est un fait si habituel que pour certains auteurs pouls fébrile est devenu synonyme de pouls dicrote; et comme la fréquence est un des principaux caractères du pouls fébrile, on a bientôt réuni en un seul trois phénomènes qui peuvent coexister, mais qui souvent aussi sont bien distincts les uns des autres.

Dès le début de ce chapitre, nous tenons à éclaircir une pareille confusion et à montrer que si l'élévation thermique contribue souvent à donner naissance au dicrotisme, il est des cas cependant où son influence n'a aucune valeur, tellement sont nombreuses les influences qui, dans la fièvre, agissent à l'encontre les unes des autres. Du reste, pour nous convaincre du fait, nous n'avons qu'à jeter un coup d'œil sur les observations que nous rapporte Lorain dans ses « Etudes de médecine clinique faites avec l'aide de la méthode graphique et des appareils enregistreurs », et nous voyons que :

1° Le pouls peut être fréquent sans être dicrote : tel le cas de ce malade dont le pouls ne battait que quarante-quatre fois par minute et qui cependant était dicrote ;

2° Que certains pouls fébriles ne sont pas dicrotes : tel cet homme dont la température dépassait 38° et ne présentait pas de dicrotisme.

Nous avons tenu à faire cette distinction pour ne pas tomber dans l'erreur de ceux qui, au cours de maladies fébriles, pensaient pouvoir évaluer l'élévation de la température d'après le degré du dicrotisme. Mais nous ne voulons pas tomber dans l'excès contraire, car nous savons que la fièvre, influençant la fréquence, la force des systoles et surtout la tension artérielle, agit aussi sur le dicrotisme dans un sens ou dans l'autre ; qu'il s'agisse d'une fièvre typhoïde, d'un rhumatisme articulaire aigu, souvent d'une pneumonie, parfois d'une pleurésie, nous voyons le dicrotisme accompagner l'élévation de la température. Dans ces affections, en effet, ce caractère du pouls occupe dans la symptomatologie de l'affection une place prépondérante, au même titre que d'autres symptômes importants et venant apporter comme eux sa part au diagnostic, ayant aussi une influence sur le pronostic et permettant au clinicien de tirer des indications thérapeutiques utiles à l'évolution favorable de la maladie.

Du dicrotisme dans la fièvre typhoïde et les différents etats typhoïdes.— Si nous observons une fièvre typhoïde, nous constatons que le phénomène le plus constant du pouls est le dicrotisme. Il apparaît d'une façon très nette dès la période de début et s'affirme pendant la période d'état de la maladie. Marey, dans son livre sur « la circulation du sang à l'état physiologique et dans les maladies», nous rapporte une série de tracés que ceux que nous avons recueillis nous-mêmes au cours de dothiénentérie ne font que répéter et qui nous montrent le dicrotisme prendre un caractère de plus en plus prononcé pendant la phase d'augment de la maladie. C'est dans cette affection, en effet, que le dicrotisme est le plus intense et le plus régulier. Nous reviendrons plus loin sur l'interprétation de ce phénomène, mais avant de terminer ce qui a trait à la fièvre typhoïde, nous devons faire remarquer que cette maladie ne présente pas une forme de pouls qui lui soit exclusive; les différents états typhoïdes (infection purulente, fièvre puerpérale, etc.), nous offrent le facies, l'abattement, le délire que l'on observe dans la dothiénenténie mais la similitude des caractères s'étend aussi aux caractères de la circulation du sang et l'on retrouve le dicrotisme, à peu près au même degré dans certaines pneumonies et érysipèles graves ainsi que dans la septicémie.

Du dicrotisme dans le rhumatisme articulaire aigu. — A côté de la fièvre typhoïde et des différents états typhoïdes, le rhumatisme articulaire aigu est une affection dans laquelle le pouls est le plus souvent dicrote. « Le » pouls, nous dit Widal, dans l'article «rhumatisme arti- » culaire aigu» du Traité de médecine et de thérapeutique » de Brouardel et Gilbert, le pouls bat en général de » quatre-vingt-dix à cent vingt par minute; il est ample, » souvent dicrote et ses variations sont le plus souvent » parallèles à celles de la température. Dans la conva-

» lescence, le pouls reste fréquent, mais sans amplitude, » sans force et s'accélère au moindre effort. »

Du dicrotisme dans les autres maladies infectieuses. — Nous venons d'insister un moment sur la production du dicrotisme au cours de la dothiénentérie et du rhumatisme articulaire aigu, car c'est dans ces affections qu'il se présente à nous sous sa forme la plus typique. Nous pourrions successivement passer en revue nombre d'infections dans lesquelles le pouls, sans avoir souvent l'intensité du *pulsus bis feriens* de la fièvre typhoïde, est cependant nettement dicrote. Dans la pneumonie, dans la grippe, dans l'érysipèle, etc., nous pouvons constater d'une façon à peu près constante l'existence de ce signe sphygmographique. Mais, comme, au cours de ces maladies infectieuses, la pathogénie du dicrotisme est toujours la même, nous pouvons, en prenant pour point de départ les exemples que nous avons constatés pendant l'évolution de dothiénentérie, tirer des conclusions qui pourront s'étendre à la généralité des grandes infections.

Le dicrotisme du pouls nous apparaît donc comme un signe à peu près constant, bien et dûment observé pendant la marche des maladies infectieuses que nous venons de passer si rapidement en revue ; il est, comme nous le disions au début de ce chapitre, un symptôme important, un signe manifeste des troubles circulatoires qui se produisent au cours de ces affections. L'inspection seule des tracés sphygmographiques nous permet de tirer des conclusions sur la marche de la maladie. Lorain prend l'exemple de la pneumonie et nous montre par trois tracés successifs, par les différences qu'ils présentent, la marche rapide de la maladie vers la guérison : « Le changement » soudain de la forme et de la fréquence du pouls, dans

» un intervalle de vingt-quatre heures, coïncide avec la » défervescence brusque qui est le caractère le plus significatif de la pneumonie. Ici, il n'y a pour ainsi dire pas » de transition, et la maladie passe subitement de l'état » fébrile à l'état de défervescence.... Aucune description, » si claire, si nette qu'on la puisse supposer, ne peut » entrer en comparaison avec l'évidence de la démonstration fournie aux yeux par le travail de l'appareil » enregistreur. »

Nous le voyons donc, le dicrotisme apparaît avec les maladies infectieuses, se manifeste pendant tout le cours de ces affections et disparaît avec elles ; mais maintenant que nous avons constaté ce phénomène il nous reste à l'interpréter. C'est ce qui va faire l'objet des chapitres suivants.

DES DIFFÉRENTES INFLUENCES QUI FAVORISENT L'APPARITION DU DICROTISME

L'énergie cardiaque, la quantité du sang, la structure artérielle, avons-nous dit au début de ce travail, doivent favoriser la production du dicrotisme. Mais, faut-il faire jouer, dans l'apparition de ce phénomène, un rôle plus important à l'organe central de la circulation, au cœur refoulant, avec une force plus ou moins grande, le sang dans les artères et donnant naissance au niveau de ces vaisseaux à des signes perceptibles au toucher et mis en évidence d'une façon beaucoup plus précise sur un tracé sphygmographique ? Ou bien, ne conviendrait-il pas de faire intervenir la distension plus ou moins considérable du système artériel par une abondance variable de sang ? Enfin, ne serait-il pas logique d'interpréter le double choc du *pulsus bis feriens* par la structure elle-même des vaisseaux, l'élasticité plus ou moins grande de ces derniers, permettant la production des ondulations observées sur la ligne de descente d'un tracé sphygmographique ? Les trois cas que nous envisageons doivent certainement avoir une influence sur la production du dicrotisme, mais vouloir restreindre à un seul, vouloir limiter à une cause unique l'étiologie d'un signe qui est, en quelque sorte, le résumé des différents troubles circulatoires qui se produisent au cours des maladies infectieuses nous paraît bien difficile. Nous avons, au cours de fièvres typhoïdes, au cours de rhumatisme articulaire aigu, constaté un double choc diastolique se produisant au niveau du pouls ; nous allons rechercher les influences qui favorisent sa production, en passant successivement en revue les causes d'origine centrale et périphérique qui peuvent lui donner naissance. La contraction cardiaque agit en modifiant la tension dans les artères ; nous allons donc étudier successivement l'influence :

1° De la contraction cardiaque ;

2° Du volume de l'ondée sanguine ;

3° De la structure des vaisseaux, sur la production du dicrotisme.

1° Influence de la contraction cardiaque et de la tension artérielle. — « La tension, nous dit M. Hédon dans son Précis de physiologie, résulte de la réaction des vaisseaux sur leur contenu. » Cette réaction des vaisseaux sur leur contenu se traduit à l'état normal par la production de la courbe présentant une ligne d'ascension droite et à peu près verticale, un point culminant, sommet, marquant le maximum de la pression et enfin une ligne de descente à caractères variables suivant la rapidité avec laquelle la tension diminue dans les artères. Le tracé sphygmographique présente de nombreuses différences, suivant que la systole ventriculaire augmente plus ou moins la pression dans la circulation. Mais, puisque l'onde primitive est influencée par elle, il est tout naturel de penser que l'onde secondaire, le dicrotisme. soit également influencée.

Que se passe-t-il lorsque augmente la pression du sang? Les artères sont fortement distendues ; la grande

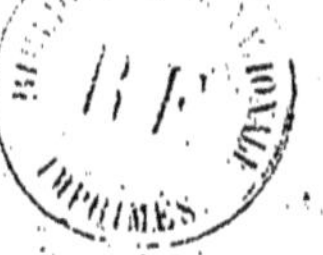

quantité de liquide qu'elles renferment gêne la circulation et empêche les oscillations des parois vasculaires; la ligne de descente devient très régulière et le tracé se transforme en une courbe plus ou moins tendue, phénomène qui provient de ce que la pression du sang ne tombe pas brusquement comme à l'état normal, mais progressivement. Revenons maintenant à la pression normale; nous voyons aussitôt reparaître la figure primitive de la ligne de descente avec son dicrotisme normal et même son polycrotisme. Mais ici, et pour expliquer les variations du tracé du pouls avec la pression, nous sommes obligés de nous rapporter à des expériences faites en dehors de l'organisme. Nous ne pouvons, en effet, dans ce chapitre trancher la question en montrant les variations du dicrotisme parallèles à celles de la pression dans les maladies; nous savons, en effet, que dans les affections où le phénomène qui nous intéresse apparaît à son maximum. la tension artérielle est elle même très diminuée; mais nous ne pouvons de ce fait tirer une conclusion, nous ne pouvons pas dire que tension faible équivaut à dicrotisme, car dans les maladies fébriles des influences nombreuses et variables influencent d'une façon considérable les ondulations, les « rebondissements » du pouls, comme dit Marey.

Expérimentalement, en effet, nous pouvons arriver, en augmentant ou en diminuant la tension, à supprimer ou à produire des ondes secondaires faciles à enregistrer à l'aide de l'appareil de Marey. Pour se placer dans les conditions les plus favorables, les auteurs, dont nous allons rapporter tout à l'heure les expériences, font circuler dans des tubes en caoutchouc dans lesquels ils projettent d'une façon rythmique et bien réglée à l'aide d'un mouvement d'horlogerie, une quantité plus ou moins abondante d'eau De cette façon là, les contractions régulières du cœur sont obtenues à l'aide du mécanisme d'horlogerie que nous venons d'indiquer, l'élasticité artérielle sur laquelle nous reviendrons ultérieurement est bien reproduite par le tube en caoutchouc dont la structure représente celle des vaisseaux sanguins; enfin en réglant la quantité d'eau projetée à chaque propulsion du liquide dans les tubes, nous nous plaçons dans les conditions expérimentales les plus convenables pour nous rapprocher de ce qui se passe dans la circulation normale, et surtout pour étudier l'influence d'une tension plus ou moins grande sur la production du dicrotisme. Dans ces expériences, en effet, il nous est facile de dissocier ce qui chez un individu quelconque, sain ou malade, ne peut être séparé. Nous pouvons, par le procédé dont nous avons parlé, dissocier l'influence de la tension, la force provenant de l'organe central qui projette dans les vaisseaux plus ou moins de liquide, de l'influence exercée par cette même tension augmentée par une résistance particulière des branches terminales de l'appareil circulatoire. Nous pouvons donc ainsi étudier l'action exercée sur les caractères des ondes liquides par la *seule* tension des liquides projetés avec une force plus ou moins grande dans le système vasculaire.

De nombreuses expériences ont été entreprises à ce sujet, depuis Koschlakoff, qui réglait l'entrée de l'eau dans les tubes qui constituaient son appareil par le jeu d'un robinet s'ouvrant et se fermant alternativement, d'autres expérimentateurs ont cherché à obtenir plus de précision. Il était difficile, en effet, par le moyen que nous venons d'indiquer, que la pression soit toujours réglée avec la même force ou puisse varier suivant les besoins de l'expérience. C'est pour éviter cette cause d'inexactitude que Lorain tenta et réussit à projeter une quantité de liquide connue sous une pression qu'il pouvait faire varier à volonté. Ici la force de projection est obtenue à l'aide d'un poids placé à l'extrémité d'un levier qui fait mouvoir une pompe. Veut-on augmenter cette force : nous plaçons un poids de cinq cents grammes à l'extrémité du levier; quand il s'agit, au contraire, de diminuer, nous remplaçons ce poids par un autre de deux cent cinquante grammes. Nous pouvons donc réaliser ainsi les variations qui s'observent dans un organisme humain; nous pouvons ainsi reproduire les divers caractères du pouls normal, et les particularités du pouls pathologique Il nous faut donc rechercher, à l'aide de cet appareil, quelles sont les conditions qui favorisent l'apparition du dicrotisme, et qui même sont nécessaires à sa production. Notre étude va donc comprendre deux parties. Dans un premier temps le poids placé à l'extrémité du levier sera de deux cent cinquante grammes, et dans un second nous lui substituerons un poids de valeur double. Admettons que dans la première partie de l'expérience la ligne de descente du tracé s'incline peu à peu et ne présente aucune irrégularité, aucun dicrotisme. Nous n'avons qu'à augmenter la force de l'appareil propulseur en substituant au poids primitif placé à l'extrémité du levier de l'appareil de Lorain un poids de valeur double et nous observons aussitôt une modification portant d'abord sur la ligne d'ascension qui s'élève verticalement et brusquement, et ensuite sur la ligne de descente qui tout en conservant la même inclinaison, devient franchement dicrote. Cette expérience nous montre que pour faire d'un pouls non dicrote un pouls dicrote, il nous faut augmenter la force du cœur ; mais, pour arriver à ce résultat, toutes les autres conditions restant égales, il est absolument indispensable que la systole soit rapide. En effet, qui pourrait prétendre ne pas augmenter la rapidité d'une impulsion cardiaque en substituant un poids de cinq cents grammes à un autre de valeur moitié moindre ?

Voici donc un fait établi : une systole rapide et énergique est une condition nécessaire du dicrotisme. Reste à expliquer cette proposition. Considérons pour cela ce qui se passe alternativement dans le cas d'une systole lente et dans celui d'une systole rapide. Dans la première hypothèse, l'arrivée du liquide détermine une dilatation progressive du tuyau suivie d'une contraction presque synchrone du bout initial et du bout terminal de ce dernier ; rien d'étonnant dans ce cas que la dilatation progressive du tube soit suivie d'une rétraction progressive sans ondulations sensibles. Prenons maintenant la seconde hypothèse, celle d'une contraction *rapide* ; nous ne pouvons ici que rapporter textuellement ces quelques lignes de l'ouvrage de Lorain : « Sous l'influence d'une systole rapide, la différence dans la dilatation des parois du tuyau à l'orifice d'entrée et à l'orifice de sortie se montre très grande et d'autant plus grande que la systole est plus rapide ; dès lors sous l'action d'une rapide systole, le bout d'entrée du tuyau, par suite de la plus grande dilatation de sa paroi, et de la dilatation en même temps moins considérable de la paroi du tuyau à l'ouverture de sortie, se contractera très vite ; par là, les parois du tuyau acquièrent une *inertie* notable et se rétracteront par suite plus fortement qu'il n'est nécessaire pour atteindre à l'équilibre de dilatation dans les deux extrémités du tuyau. Il se produit de cette façon, après l'achèvement de la contraction de la fin du tuyau, une nouvelle perturbation dans l'équilibre de la dilatation ; le liquide qui traverse l'ouverture de sortie, amène une plus grande dilatation des parois de celle-ci, tandis que les parois de l'orifice d'entrée se trouvent dans une plus petite dilatation ; puis, maintenant, l'orifice de sortie va se contracter, d'où résulte la dilatation de l'orifice d'entrée ; ce dernier se contracte de nouveau, et de nouveau aussi dilate l'orifice de sortie, et ainsi de suite. Ces contractions et ces dilatations alternatives des bouts du tuyau durent aussi longtemps que l'équilibre ne s'est pas établi dans la dilatation de leurs parois. »

Si les systoles énergiques se suivent lentement, les conduits élastiques de l'expérience, ou les artères de l'organisme ont le temps de produire plusieurs oscillations ; le pouls devient alors polycrote ; mais si les systoles se suivent rapidement, une seule et parfois une demi-oscillation n'a que le temps de se produire.

Les expériences que nous venons de reproduire ont donc eu pour résultat de nous montrer que le dicrotisme est d'autant plus marqué que la systole ventriculaire est plus brève et plus énergique, c'est-à-dire que l'ondée est plus rapide et moins volumineuse. En d'autres termes, il faut que le cœur batte assez vite et assez fort chez un sujet dont la tension artérielle est diminuée. En effet, dans les expériences que nous venons de retracer, le fait de projeter dans les tubes de l'eau avec une force variable suivant le poids plus ou moins lourd qui règle l'appareil, ne consiste pas à augmenter la pression, mais bien plutôt à produire une impulsion rapide et énergique et un écoulement plus grand du liquide. Nous trouvons en clinique un moyen de confirmer ces faits expérimentaux. Dans le rétrécissement aortique, en effet, le sang ne pénètre que très lentement dans le système artériel et celui-ci, ne recevant que peu à peu la quantité de liquide qu'il doit contenir, se laisse distendre progressivement et nous ne constatons pas de dicrotisme.

La nécessité d'une contraction ventriculaire forte et rapide nous apparaît donc maintenant comme nécessaire à la production du *pulsus bis feriens* des anciens. Mais cette condition n'est pas la seule que doive réaliser l'appareil circulatoire ; il faut encore du côté des vaisseaux une perméabilité suffisante pour permettre un écoulement facile du sang. C'est ce second point que nous allons maintenant envisager.

2° Influence de la structure des vaisseaux. — Deux mots définissent les propriétés fondamentales des artères: élasticité et contractilité.

a) *Influence de l'élasticité.* — L'élasticité est cette propriété qui permet au sang projeté dans les artères de circuler d'une façon régulière et continue. Nous ne pouvons renouveler ici l'expérience si bien connue de Marey faisant circuler dans un tube de verre d'une part, et d'autre part dans un tube de caoutchouc, le liquide s'écoulant d'un vase de Mariotte ; mais il est incontestable que lorsque l'élasticité du tube d'écoulement n'existe plus, ce qui est le cas du verre, aucun signe extérieur ne manifeste le passage du liquide dans ce dernier. Lorsque les artères ont perdu leur élasticité, le travail du cœur est augmenté, et le débit sanguin, ainsi que le montre l'expérience de Marey, est diminué. Aussi, les lésions athéromateuses qui diminuent l'élasticité des artères sont accompagnées d'une hypertrophie du ventricule gauche ; car pour produire le même effet utile avec des artères rigides, le cœur est astreint à un plus grand effort et c'est pour cela que sa musculature se développe, de même que tout muscle soumis à un travail exagéré s'hypertrophie. Le travail du cœur, disons-nous, est augmenté ; il se contracte avec plus de force puisqu'il est hypertrophié. Cette action exagérée du cœur devrait donc se répercuter sur les vaisseaux ; mais ceux-ci ne peuvent manifester ni au palper, ni au tracé sphygmographique la moindre variation, car leurs tuniques sont durcies; ils ne se laissent plus distendre, leur état de réplétion est constant, et, se vidant difficilement, sont constamment gorgés de sang. Comment, dans ces conditions là, les ondulations observées à l'état normal pourraient-elles être transmises à un appareil enregistreur placé sur un vaisseau qui ne répond plus aux excitations fournies par l'ondée sanguine ?

L'influence de l'élasticité des vaisseaux sur la production du dicrotisme nous apparaît quand nous comparons les artères d'un homme jeune et vigoureux avec celui d'un vieillard dont les artères sont athéromateuses. Partout où cet état spécial existe, on trouve le dicrotisme nul ou tout au moins très petit.

Mais, le fait de l'élasticité des vaisseaux bien établi pour favoriser la production du phénomène qui nous intéresse, il nous reste à expliquer le mécanisme par lequel cette propriété vasculaire peut déterminer l'ondée secondaire dont nous recherchons la cause. Albers, le premier, en tenta l'explication : remarquant qu'à chaque contraction cardiaque les artères parfaitement élastiques se laissaient distendre, il admit une double contraction cardiaque lançant à intervalles rapprochés une ondée sanguine plus ou moins volumineuse dans le système circulatoire. L'auscultation seule suffit à réfuter cette théorie et nous apprend que, pendant la durée du dicrotisme, les ventricules ne se contractent qu'une fois.

Volkmann pensait que le dicrotisme résultait de deux

espèces d'ondes se propageant avec une vitesse différente: la contraction du cœur se transmettant dans l'ondée sanguine avec une vitesse moindre que celle communiquée aux parois. Si les parois n'étaient pas élastiques, cette seconde ondée ne pourrait pas se produire.

Vinrent ensuite d'autres expérimentateurs, Chelius, puis Marey qui, à l'aide de leurs appareils enregistreurs, étudièrent le dicrotisme d'une façon plus approfondie. Buisson, en 1862, dans sa thèse de doctorat proposa la théorie de l'onde centrifuge secondaire; voici en quelques mots la théorie de cet auteur: au moment de la systole, l'ondée sanguine met les vaisseaux en état de pression et de dilatation. Parvenues à cet état, les artères, grâce à leur élasticité et à leur contractilité, poussent le sang partie en arrière vers le cœur, partie vers les capillaires. La partie de l'ondée qui est refoulée vers le centre est repoussée par les valvules sigmoïdes, et reflue alors comme la première ondée positive de nouveau vers la périphérie. Pour Marey, l'intégrité des sigmoïdes est indispensable à la production du dicrotisme ; la destruction de ces valvules le supprime. Pour Vivenot et d'autres auteurs, le phénomène pourrait se produire quand même dans ces conditions, car le sang rebondirait alors non plus sur les valvules, mais sur les parois ventriculaires. Ces auteurs prétendent qu'au moment de la diastole la force aspiratrice est due au vide laissé derrière elle par l'ondée sanguine. Quant à nous, nous pensons, ainsi que Landois et Moens, que le dicrotisme est créé par la paroi elle-même, par le retrait élastique des artères.

b) Influence de la contractilité des vaisseaux. — Mais l'élasticité artérielle n'est pas la seule propriété de ces vaisseaux, et leur contractilité a, elle aussi, une très grande influence sur la production du dicrotisme. Cette contractilité, les vaisseaux la doivent à la couche des fibres musculaires lisses qui constituent leur tunique moyenne. Disposées annulairement, leur état de contraction ou de relâchement a pour effet de resserrer ou d'agrandir le calibre des vaisseaux. Mais la propriété physiologique dont nous parlons est liée à l'influence du système nerveux, car les terminaisons des vaso-moteurs se trouvent dans la tunique moyenne des artères. Parmi ces nerfs, les vaso-constricteurs (grand sympathique) sont bien connus, mais les vaso-dilatateurs ne sont pas admis par tous les auteurs ; la vaso-dilatation est, pour eux, un phénomène passif ; nous reviendrons plus loin sur ce point controversé.

Pour étudier l'influence de la contractilité artérielle sur la production du dicrotisme, nous n'avons donc à nous occuper que des variations résultant ou de l'excitation ou de la section du grand sympathique. Dans tout le système vasculaire la vaso-constriction est due à son action ; si elle n'est pas apparente au niveau des membres, elle n'en est pas moins réelle, car, émanés de la chaîne sympathique, ces filets passent dans les gros troncs nerveux et s'y mêlent aux autres fibres. Supprimons leur action, la vaso-dilatation se produit par suite de la paralysie des parois vasculaires ; l'excitation du nerf, au contraire, met en jeu la contractilité artérielle et provoque une vaso-constriction active.

Que devient le tracé sphygmographique dans le premier et le second de ces cas ? Dans l'un, nous déterminons la vaso-dilatation vasculaire. Les capillaires distendus n'opposent aucun obstacle au passage du sang ; la pression va donc diminuer dans les artères. Or, nous avons dit, dans un paragraphe précédent, qu'une des conditions essentielles à la production du dicrotisme était une systole énergique, mais brève ; dans le cas de systole brève, le sang pénètre dans l'appareil artériel sous une pression faible, puisque la quantité qui y est projetée est de peu d'importance. Par conséquent, lorsque la vaso-dilatation se produit, la tension diminue et le dicrotisme doit être accentué.

Dans le cas de vaso-constriction, c'est le phénomène inverse qui se produit. La gène à l'écoulement du liquide projeté dans les vaisseaux laisse ceux-ci dans un état de distension absolue, et dans ces conditions, il est impossible de les voir réagir sous l'influence de l'ondée sanguine qui les traverse. L'expérience suivante de Koschlakoff est très instructive à cet égard. Il fait varier alternativement l'énergie avec laquelle il projette le liquide dans son appareil, et ce cas se rapproche des expériences dont nous avons parlé dans le chapitre précédent ; il fait ensuite varier la résistance à l'écoulement du liquide dans ce même appareil. Comme point de départ, faisons circuler sous une impulsion moyenne de l'eau dans des tubes élastiques : rien d'anormal, pas de dicrotisme ; augmentons l'énergie de la projection du liquide : le dicrotisme apparaît ; rétrécissons alors le calibre des vaisseaux : le dicrotisme se trouve supprimé.

Voilà bien une expérience concluante ! Quand nous avons augmenté la pression dans les tubes de l'appareil de Koschlakoff, en rétrécissant la lumière des conduits d'écoulement, la double ondée sanguine qui se manifestait sur le tracé sphygmographique a disparu pour ne reparaître que sous l'influence de l'augmentation de la force avec laquelle le liquide était projeté.

Nous pouvons maintenant reprendre l'expérience en sens inverse, et nous voyons alors facilement que si, avec une impulsion qui est toujours la même, nous envoyons des ondes liquides dans une série de conduits élastiques, nous constatons l'apparition du dicrotisme, d'autant mieux que ces conduits offrent moins de résistance à l'écoulement, c'est-à-dire sont plus dilatés. Tels sont les résultats de l'expérience. Il nous est utile maintenant d'étendre nos expériences à l'organisme lui-même. Tout ce qui augmente la pression diminue le dicrotisme.

Le fait est peut-être assez difficile à étudier chez un individu normal, mais, fort heureusement pour nos conclusions, la pathologie vient à notre aide. Supposons le cas d'une oblitération vasculaire étendue par une tumeur ou toute autre cause comprimant ou rétrécissant une artère : le dicrotisme ne se produit pas. Prenons le cas de la plupart des affections pulmonaires entrainant une gêne considérable de la circulation, le dicrotisme est supprimé, à moins toutefois, ainsi que nous le mettrons en évidence dans un chapitre ultérieur, qu'il n'y ait une élévation thermique bien marquée, comme dans la pneumonie par exemple. Nous verrons également que le froid qui produit la vaso-constriction diminue l'amplitude du dicrotisme ; c'est le cas du typhoïsant par exemple que l'on retire du bain.

Considérons actuellement le cas contraire; que se passe-t-il si nous provoquons la vaso-dilatation des vaisseaux sanguins ? L'administration de nitrite d'amyle ayant pour les uns une action sur les centres vaso-moteurs, agissant directement d'après d'autres sur les vaisseaux périphériques en en déterminant la vaso-dilatation, ne tarde pas à produire chez les sujets où il n'existait pas le dicrotisme du pouls. De même pour les injections de pilocarpine. Sous l'influence de ce produit la pression sanguine diminue et souvent on ne tarde pas à voir apparaître le ressaut caractéristique du *pulsus bis feriens.* Nous n'insistons pas à dessein ici sur la vaso dilatation qu'emmène l'élévation thermique et sur le dicrotisme qui s'ensuit; nous réservons ce point particulier pour le développer dans la suite lorsque nous nous occuperons des caractères du pouls dans les maladies fébriles.

Nous ne nous sommes occupés jusqu'à maintenant que de la partie purement mécanique, intéressant le physiologiste, et des influences pouvant contribuer à produire le dicrotisme ; sans doute les expériences que nous rapportons sont intéressantes pour le clinicien, car elles vont nous permettre d'arriver à trouver ce qui se passe dans la réalité, car, grâce à elle, nous allons pouvoir, avec une facilité plus grande, en déduire ce qui se passe dans un organisme. Toute influence qui agit sur les vasomoteurs déterminant une contraction ou une dilatation du calibre des artères, exerce une action sur la production ou la suppression du dicrotisme. Nous sommes arrivés à cette conclusion ; nous vérifierons dans un chapitre ultérieur comment les maladies infectieuses produisant une paralysie vaso-motrice favorisent l'apparition du dicrotisme.

De ce paragraphe et du précédent, une conclusion toute naturelle se dégage : pour que le dicrotisme se produise il faut une contraction rapide et énergique du cœur et une tension diminuée par suite de la vaso dilatation capillaire. Le volume de l'ondée sanguine influence-t-il la production de ce phénomène ? C'est ce point particulier qui va faire l'objet des lignes suivantes.

3° Influence du volume de l'ondée sanguine sur la production du dicrotisme. — Le développement que nous avons donné aux quelques pages précédentes, nous permettra d'être bref sur ce point. Nous avons vu, en effet, que chaque fois que le système artériel se trouvait distendu à l'excès par le fait d'une systole lente et envoyant dans ce dernier une quantité assez abondante de sang, le dicrotisme ne se produisait pas ; nous avons constaté également que lorsque les artères étaient distendues par suite d'une résistance à l'écoulement du sang dans ces dernières, le même phénomène n'existait pas. Par conséquent, tout ce qui augmente la pression du sang dans les artères ralentit et affaiblit le pouls, et fait disparaître le dicrotisme ; inversement, tout ce qui diminue cette même pression augmente la fréquence et la force du pouls et détermine le dicrotisme. Eh bien ! dans le cas que nous envisageons ne devons-nous pas *a fortiori* arriver aux mêmes conclusions ? Si l'ondée sanguine était abondante, la pression serait augmentée et le dicrotisme ne se produirait plus ; d'où la nécessité, ainsi que nous le formulions plus haut d'une systole énergique et *rapide* ne permettant dans l'arbre artériel que la pénétration d'une faible quantité de sang à chaque systole. Que sa pression, en effet, soit diminuée dans les artères par suite d'un écoulement facile du sang dans celles-ci ou par une moindre quantité de sang contenue dans l'appareil circulatoire, le fait observé est le même : la tension est diminuée, le dicrotisme apparaît, ou est augmenté s'il existait déjà. Prenons chez un individu le tracé du pouls et supposons qu'il soit non dicrote ou faiblement dicrote ; si nous venons à pratiquer une saignée, nous verrons aussitôt apparaître le dicrotisme.

Nous avons diminué la quantité totale du sang, et par ce fait, chaque ondée est devenue plus faible. Ce qui se passe à la suite de certaines interventions chirurgicales, agit, du reste, de la même façon ; les chirurgiens ne nous disent ils pas qu'après des opérations longues et laissant perdre une quantité importante de sang, on a pu observer le dicrotisme du pouls ? Enfin, après les hémorragies qui se produisent dans la fièvre typhoïde, ne voit-on pas le dicrotisme augmenter ?

Tout vient donc concorder pour nous montrer que la diminution de l'ondée sanguine, à chaque systole, contribue à produire le dicrotisme. L'expérience nous le prouve : en ouvrant et en refermant rapidement un robinet faisant circuler de l'eau dans des tubes élastiques, on ne laisse pénétrer qu'une petite quantité de liquide dans ces derniers, et la courbe sphygmographique présente un ressaut nettement marqué sur la ligne de descente ; voyez maintenant le cas d'une saignée soustrayant une certaine quantité de sang, et vous observerez le même phénomène. Il n'y a donc pas de doutes à cet égard et la conclusion que nous tirons de ce paragraphe est que à une ondée sanguine peu considérable correspond un dicrotisme très marqué.

4° Résumé des conditions qui influencent la production du dicrotisme. — Il est important, maintenant que nous avons signalé isolément les différentes causes qui favorisent l'apparition du dicrotisme, de chercher à ramener ces influences diverses à un type unique qui, à lui seul, pourra caractériser l'étiologie du phénomène qui nous intéresse. Lorsque nous disons, en effet, qu'une systole courte et rapide est nécessaire, qu'une dilatation vasculaire et une intégrité absolue des parois artérielles est indispensable, qu'une faible abondance de l'ondée sanguine est une condition essentielle à la présence du dicrotisme, tout cela revient à dire que nous diminuons la pression sanguine et qu'en la diminuant nous déterminons la production du *pulsus bis feriens* des anciens. Que la quantité de sang, en effet, projeté dans les artères soit peu considérable, ou que son écoulement soit facilité par une perméabilité plus grande de ces dernières, c'est toujours une réplétion moindre de l'appareil vasculaire qui se produit, et, par suite, une diminution de la tension. Dans ces circonstances, il est aisé de comprendre que le cœur cherche par une énergie plus grande à lutter contre l'insuffisance de la nutrition qui doit résulter de la faible abondance de liquide envoyé dans les artères, il est aisé de comprendre qu'il se contracte avec plus d'énergie, mais que la systole est courte *a fortiori*, car le ventricule est rapidement vidé du peu de sang qu'il renferme. Par conséquent, la force, la fréquence du pouls est augmentée quand le dicrotisme se produit, mais nous pensons pouvoir subordonner cette action du cœur à celle qui est déterminée par la vaso-dilatation des vaisseaux.

Nous venons donc d'étudier, en nous basant surtout sur des procédés expérimentaux, quelles sont les conditions favorables à l'apparition du dicrotisme. Mais, ainsi que nous l'avons dit au début de notre travail, ce phénomène s'observe avec une grande constance dans les maladies infectieuses, il nous paraît donc intéressant d'étudier sous quelles influences la fièvre typhoïde, le rhumatisme articulaire aigu, la pneumonie, etc., peuvent le produire d'une façon habituelle.

Cette étude va faire l'objet du chapitre suivant.

PATHOGÉNIE DU DICROTISME DANS LES MALADIES INFECTIEUSES

Dans l'étude de la pathogénie du dicrotisme au cours des maladies infectieuses, nous devons, d'après les conclusions tirées des quelques pages précédentes, nous occuper surtout des conditions qui, en provoquant la dilatation des petits vaisseaux, facilitent l'apparition du phénomène qui nous intéresse ; c'est la perméabilité plus grande de ces artérioles qui va avoir, au cours des pyrexies, un retentissement marqué sur le caractère des pulsations. Mais, avant de rechercher le mécanisme de cette vaso-dilatation, il est de toute nécessité d'établir qu'elle existe réellement dans les maladies infectieuses.

1° De la vaso-dilatation dans les maladies infectieuses. — Le rôle du relâchement vasculaire est facile à mettre en évidence pendant l'évolution de fièvre typhoïde, de rhumatisme articulaire aigu et autres infections ; au cours de ces affections, en effet, certains phénomènes se passant, d'une part du côté des tissus, d'autre part du côté des artères et du cœur, suffisent à mettre en évidence la diminution de la contractilité vasculaire. Sous quel aspect, en effet, se présente à nous la peau d'un fébricitant ? La coloration rouge des téguments est incontestablement due à la plus grande quantité de sang qu'ils renferment, et, cette quantité de sang étant sous la dépendance du calibre des petits vaisseaux, il est tout naturel de rattacher au relâchement vasculaire la rougeur de la peau qui accompagne la fièvre. Dans l'immense majorité des cas, en effet, la coloration des téguments n'est pas du rouge vif qu'elle aurait s'il s'agissait d'une activité circulatoire beaucoup plus intense, mais elle est bleuâtre, phénomène qui nous indique que si l'écoulement sanguin se fait facilement, la paralysie des tuniques vasculaires ne fait cheminer le sang qu'avec une certaine lenteur, qu'au fur et à mesure qu'une nouvelle ondée vient pousser plus loin la précédente.

Du reste, c'est principalement sur les parties les plus basses de l'organisme que l'action de la pesanteur détermine surtout la coloration marbrée des téguments. Prenons le cas d'un typhoïsant que nous avons observé tout dernièrement dans le service de M. le professeur Carrieu, et dont nous reproduisons plus loin le tracé sphygmographique. Ce malade, dont le pouls était franchement dicrote, avait les extrémités constamment violacées; couché sur un côté ou sur l'autre, la partie de ses téguments placée dans une situation déclive était congestionnée. « A la sortie du bain, nous dit l'infirmier, il est tout marbré. » Il nous faut voir là, effectivement, une vasomotricité défectueuse, un relâchement trop considérable des tuniques vasculaires, laissant le sang s'accumuler aux points où la pesanteur lui permet le mieux de séjourner. Quant à la coloration bleuâtre, marbrée de la peau, elle est due à ce que, ainsi que l'a établi Claude Bernard, la suractivité des fonctions vitales exige la consommation de tout l'oxygène dont dispose le sang. Nous donnons, dans un chapitre ultérieur, la courbe du pouls d'un malade, observé encore dans le service de M. le professeur Carrieu, et qui nous présentait un dicrotisme très net. Son état infectieux, quoique moins grave que celui du sujet déjà cité, nous permit cependant de constater chez lui aussi les troubles d'une circulation cutanée défectueuse et se traduisant par les mêmes phénomènes que chez le typhoïsant dont nous parlions tout à l'heure.

Chez le rhumatisant, l'aspect des téguments est également très instructif au point de vue des troubles circulatoires dont ils sont le siège. La rougeur de la peau se présente sous l'aspect d'une bande rosée entourant l'articulation, zone congestive, où le sang s'amasse par suite du relâchement vasculaire.

Nous pourrions évidemment multiplier les exemples, qui nous prouveraient que la teinte des téguments nous donne des présomptions suffisantes sur la dilatation des vaisseaux, mais nous pensons pouvoir laisser de côté ce premier point, pour nous occuper d'autres phénomènes relevant des influences vaso-motrices. Le gonflement des extrémités s'observe aussi, en effet, dans ces infections. En supposant que, dans ces pyrexies, tous les vaisseaux soient relâchés, le gonflement ne portera pas sur tous les organes, car il faudrait pour cela que la masse du sang soit augmentée; c'est donc à la périphérie du corps qu'il se localisera, c'est-à-dire au point où les vaisseaux sont le plus dilatables. Ce fait, nous le constatons dans les grandes infections où les extrémités et la face sont gonflées, donnant au malade, comme le dit Marey, la « *fausse bonne mine* qui s'observe pendant la période » aiguë de la fièvre, et qui fait place subitement à l'amai» grissement des traits et à l'émaciation des extrémités » aussitôt que la fièvre a disparu et que les vaisseaux ont » repris leur calibre normal. »

A côté de la coloration des téguments, à côté de leur gonflement, un autre signe nous permet encore de mettre en évidence la dilatation des vaisseaux capillaires. Prenant la main d'un fébricitant, nous la trouvons brûlante. Cette sensation est due à ce que la chaleur centrale plus ou moins forte et que l'on peut connaître à l'aide du thermomètre, vient élever la température superficielle des téguments, et l'élève d'autant plus qu'une plus grande quantité de sang séjourne à leur niveau, c'est-à-dire que le relâchement vasculaire y est plus grand.

Enfin, un dernier fait nous permet de constater la dilatation des artères. Chez les sujets maigres, l'on sent, à travers la peau, le cordon formé par l'artère radiale au poignet, relâché dans l'état fébrile (Marey). Du reste, comme le dit encore Marey, « un relâchement vasculaire, lorsqu'il se produit dans l'organisme tout entier, suffit pour entraîner à sa suite tout le cortège des symptômes fébriles ».

Le fait de la vaso-dilatation des artères au cours des états infectieux, est donc nettement établi, mais la difficulté la plus grande réside dans l'interprétation du phénomène. La vaso-dilatation est-elle primitive ou secondaire à l'élévation thermique ? Quels sont les rapports de l'une avec l'autre ?

2° Du mécanisme de la production de la vaso-dilatation au cours des infections. — Dans l'étude de ce mécanisme au cours des maladies infectieuses nous avons deux points à étudier :

1° L'état fébrile qui accompagne ces affections peut contribuer à produire le relâchement des parois vasculaires ;

2° L'infection elle-même vient jouer un rôle important dans la vaso-dilatation.

a) *Rôle de l'hyperthermie.* — Marey, dans sa « Physiologie médicale de la circulation du sang», frappé de la discordance qui existe parfois au début des états fébriles entre l'élévation thermique de l'intérieur de l'organisme et celle de la peau, avait vu dans la dilatation des vaisseaux périphériques, un phénomène de « nivellement » tendant à établir l'équilibre entre la température centrale dépassant quelquefois de deux, trois degrés et même davantage, la température des téguments et cette dernière. Dans les infections, comme dans les cas d'hyperthermie simple, d'hyperthermie expérimentale, il y a, tout d'abord, élévation de la température centrale et, consécutivement, apparaissent l'accélération du pouls, de la respiration, la dilatation vasculaire périphérique, etc.... autant de phénomènes qui viennent lutter contre une température trop élevée. Le rôle de la chaleur dans l'augmentation du calibre des artères est indéniable, mais nous ne pensons pas que son action ait une grande importance dans les états fébriles infectieux où un certain nombre de poisons interviennent pour apporter des perturbations dans le système central, dans l'appareil régulateur qui a pour effet de ramener le corps à la température constante quand elle a été modifiée. Aussi, allons-nous laisser de côté un point que nous n'avons tenu à signaler qu'en passant, pour étudier maintenant les circonstances dans lesquelles les maladies infectieuses peuvent déterminer la vaso-dilatation, et, par suite, le dicrotisme du pouls.

b) *Rôle de l'infection.* — Au cours des maladies infectieuses, les microbes charriés par le sang, ou les toxines fabriquées par eux, sont emportés, se répandent dans l'organisme et déterminent dans les régions où ils sont déposés des troubles plus ou moins graves. Nous ne pensons pas, lorsqu'il s'agit des vaisseaux, que bacilles et toxines aient une action directe sur les fibres lisses qui constituent leur musculature pour déterminer des phénomènes de relâchement ou de constriction ; nous croyons bien plutôt que les variations de calibre des artères et artérioles est imputable à l'action exercée par les agents infectieux sur le système nerveux. Et, à ce propos-là, nous pouvons peut-être dire : le relâchement vasculaire peut se produire :

1° par paralysie des nerfs ou des centres vaso-constricteurs;

2° par excitation des nerfs ou des centres vaso-dilatateurs.

a) Les nerfs et les centres vaso-moteurs. — La question est ici très fortement controversée, car si tout le monde est d'accord pour admettre l'existence des vaso-constricteurs, il n'en est pas ainsi pour ce qui est des vaso-dilatateurs. L'action vaso-motrice des premiers est bien connue, et, si, avant Claude Bernard, certains auteurs avaient découvert une certaine rougeur des tissus après la section du grand sympathique, c'est cependant à cet auteur que revient l'honneur d'avoir mis en évidence l'action de ce nerf sur la vaso-dilatation vasculaire, opinion qui fut ensuite confirmée par Brown-Séquard et Waller. Brown-Séquard montra ensuite que l'excitation du grand sympathique produisait la pâleur et le refroidissement de la peau, et que ces phénomènes étaient dus à la vaso-constriction provenant de ce nerf. Une action directe exercée sur le nerf produit donc le resserrement des vaisseaux ; le même effet sera obtenu si les centres d'où il tire son origine subissent une influence quelconque. Des expériences que nous ne reproduirons pas prouvent que le bulbe tient sous sa dépendance le tonus vasculaire, et renferme les centres vaso-moteurs ; toutefois, l'hypothèse d'un centre unique siégeant dans le bulbe est trop exclusive ; si ces centres se trouvaient uniquement dans cette partie du névraxe, la section sous-bulbaire déterminerait le maximum d'effet de vaso-dilatation ; or, nous savons, que la baisse de la pression par relâchement vasculaire est encore augmentée si l'on sectionne la moelle à un niveau plus ou moins bas.

De ces divers points d'origine échelonnés dans la colonne médullaire, les nerfs sortent par les racines antérieures avec les autres fibres motrices. Les ganglions sympathiques peuvent aussi jouer le rôle de centres vaso-moteurs. Leur paralysie pourra déterminer la dilatation des artères, et tous les degrés différents correspondant à un resserrement plus ou moins important des vaisseaux sont dus à une variation d'excitabilité des centres vaso-moteurs : à une faible excitation correspond une dilatation des vaisseaux ; à une excitabilité plus grande répond leur constriction. Le relâchement vasculaire peut donc être considéré, si l'on n'admet pas d'autres centres, comme un phénomène purement passif.

Schiff, le premier, en 1856, attira l'attention sur le fait suivant : si l'on sectionne le sympathique cervical d'un chien ou d'un lapin, des excitations physiologiques diverses peuvent faire rougir l'oreille du côté correspondant au nerf coupé, beaucoup moins que celle du côté opposé ; théoriquement les vaisseaux de celle-ci n'auraient pas dû se dilater plus que les vaisseaux de la première, paralysés par la section du nerf.

Dastre et Morat, vingt-cinq ans plus tard, démontrèrent, par des expériences systématiques et précises, que la vaso-dilatation est due au sympathique cervical, renfermant dans un même cordon nerveux des fibres antagonistes. « Il est probable, dit Vulpian, qu'au point où se » trouve leur origine médullaire, ces deux ordes de fibres » se séparent, et de la sorte, on comprend qu'un même » cordon nerveux puisse être excité par l'intermédiaire » de la moelle épinière à produire tantôt des actions vaso- » dilatatrices, tantôt des actions vaso-constrictives. »

Ainsi donc, il nous paraît plausible d'admettre l'existence de deux sortes de nerfs vaso-moteurs. Du reste la présence de la double innervation cardiaque accélérant la force du cœur par contraction de ses fibres musculaires, ou au contraire la diminuant par leur relâchement, était une présomption qui devait nous faire penser à l'existence de deux ordres de nerfs moteurs pour les vaisseaux, des analogies profondes rapprochant au point de vue embryologique le cœur des vaisseaux. Les expériences sont venues confirmer ces opinions, quoique nous soyons bien obligés de reconnaître que les vaso-dilatateurs n'agissent nullement d'une façon continue, mais seulement par occasion, sur les vaisseaux, tandis que le pneumo-gastrique paraît avoir une influence constante sur les mouvements du cœur. Du reste le mécanisme de la dilatation vasculaire reste obscur ; dans le phénomène de la vaso-dilatation dite active, ce n'est pas le muscle qui est actif, mais seulement le nerf. On admet très généralement que celui-ci, excité, agit sur le nerf vaso-constricteur pour le paralyser ; il s'ensuit que les parois vasculaires se laissent distendre passivement sous l'effort de la pression sanguine (1).

De ce qui précède, il résulte qu'une lésion ou une irritation d'un cordon nerveux ou d'une racine médullaire, du bulbe ou de la moelle, ou enfin d'un ganglion peuvent être l'origine des troubles vasculaires; il est donc incontestable que les infections et les intoxications donneront lieu à des phénomènes vasculaires, après action sur les nerfs ou leurs centres d'origine.

b) *Action des poisons microbiens sur les nerfs et les centres vaso-moteurs.*— Charrin et Gley ont montré pour la première fois que les appareils nerveux vaso-moteurs peuvent être influencés par les produits microbiens. Ils ont injecté des produits pyocyaniques et ont vu les réflexes vaso-dilatateurs d'origine bulbaire ou médullaire fortement diminués ou même supprimés. D'autres poisons microbiens ont un effet inverse : les toxines diphtériques aboutissent à la vaso-dilatation ; Pässler et Rombert ont attribué le phénomène à la paralysie du centre vaso-constricteur bulbaire. Moulinier n'admet pas cette paralysie, mais ne reconnaît pas non plus une excitation des centres vaso-dilatateurs. Pour lui l'affaiblissement de la systole ventriculaire et l'insuffisance de la réplétion cardiaque sont seules à envisager. Quant à nous, nous ne croyons pas devoir invoquer un seul de ces phénomènes ; nous pensons qu'en même temps que l'affaiblissement de l'ondée sanguine et de la systole cardiaque, il faut faire jouer un rôle aux centres nerveux pour expliquer la vaso-

(1) Nous avons emprunté à E. Gley ces quelques lignes sur les vaso-moteurs (*in* Bouchard, Pathologie générale).

dilatation qui se produit à la suite d'injection de toxines diphtériques.

Et, ce que nous venons de relater à propos de la diphtérie, nous pensons pouvoir le généraliser aux maladies infectieuses. Que se passe-t-il au cours d'une infection ? Les produits toxiques éliminés par les microbes sont rejetés dans l'appareil circulatoire où ils se diffusent facilement et finissent par arriver aux centres vaso-moteurs, à moins que, par action réflexe, ils n'aient produit dès leur dissémination dans l'appareil circulatoire, la dilatation des vaisseaux. Nous avons donc à étudier :

1° L'action réflexe exercée sur les vaisseaux par les toxines ;

2° L'action directe exercée sur les centres vaso-moteurs par les toxines.

La première peut porter sur les vaso-constricteurs dont elle détermine la paralysie, ou sur les vaso-dilatateurs dont elle produit l'excitation. Quelques expériences paraissent établir que de la face interne des vaisseaux peuvent partir des excitations qui gagnent les centres nerveux, et y déterminent des réactions consistant en la mise en activité des centres et des nerfs vaso-moteurs. Qu'y aurait-il d'étonnant que les poisons microbiens répandus dans les vaisseaux influencent les terminaisons de ces nerfs sensibles et produisent par voie réflexe une vaso-dilatation plus ou moins active.

Bien plus importante nous paraît l'action directe exercée par les toxines sur les centres vaso-moteurs, ou sinon par ces toxines, tout au moins par les substances dont elles provoquent la formation dans l'organisme. Que les phénomènes observés soient dus aux paralysies des vaso-constricteurs ou à une excitation des vaso-dilatateurs, le fait observé est le même, et, aux yeux du clinicien, un fait en résulte : la vaso-dilatation capillaire, et consécutivement à l'abaissement de la tension qu'elle détermine, le dicrotisme mis en évidence au niveau des artères.

3° Des modifications de la contraction cardiaque dans les maladies infectieuses. — Mais, au cours de ce chapitre, nous ne nous sommes occupés que des influences qui, agissant sur les vaisseaux, peuvent produire le dicrotisme; les poisons microbiens ne pourraient-ils pas également agir sur les centres moteurs du cœur pour déterminer une systole courte et énergique, condition nécessaire, comme nous l'avons précédemment démontré, à la production du dicrotisme. Dans les infections, nous admettons que les toxines ont une action sur les centres moteurs des vaisseaux ; n'est-il pas tout aussi logique de prétendre que les nerfs du cœur sont également influencés et ont un effet quelconque sur la contraction cardiaque ? Une systole énergique et rapide, avons-nous déjà dit, est indispensable à la production du dicrotisme.

Pouvons-nous expliquer ce phénomène par l'action directe des poisons microbiens sur les centres moteurs du cœur ? Nous ne parlerons pas du centre modérateur bulbaire dont l'excitation contribue à diminuer la tension sanguine, mais emmène un ralentissement de la contraction cardiaque, absolument contraire à la production du dicrotisme ; et nous allons nous occuper ici des centres excito-moteurs, seuls situés dans la région cervico-dorsale de la moelle (Legallois, Bezold, Ludwig etc). Ces centres sont reliés à la chaine sympathique par les *rami communicantes*. La question devient ici très complexe. Il nous paraît difficile, en effet, de prétendre que l'excitation des centres moteurs puisse être mise en cause, puisqu'elle détermine l'augmentation de la tension sanguine, condition qui ne peut coïncider avec l'apparition du dicrotisme ; de même que nous ne pouvons concevoir que le pneumogastrique déterminant la baisse de la pression sanguine puisse être mis en cause, car le nerf modérateur du cœur ne peut provoquer l'énergie suffisante à la contraction cardiaque pour la production du dicrotisme.

Ce phénomène est, par conséquent, uniquement le fait d'une modification dans la perméabilité vasculaire, ayant une répercussion sur le cœur.

Il nous reste donc à rechercher si les toxines seules sont en jeu dans la production de la vaso-dilatation vasculaire et si les modifications de la composition chimique du sang au cours des maladies infectieuses ne doit pas jouer un rôle de première importance. Tout en acceptant l'action sur les centres nerveux d'un sang adultéré, chargé de produits microbiens, il nous paraît intéressant de lui adjoindre celle qui est apportée sur ces mêmes centres par un sang chargé de déchets et en particulier d'acide carbonique.

4° Excitation des centres vaso-dilatateurs par l'acide carbonique du sang. — Dans les états fébriles, lorsque se manifestent des signes de défaillance, l'absorption de l'oxygène faiblit, et l'augmentation de l'acide carbonique caractérise le dernier effort d'une activité déjà vaincue. Or, l'action du sang noir sur les centres nerveux est connue aujourd'hui. Heidenhain et Grützner ont assimilé les effets de l'excitation asphyxique sur les animaux à ceux que produit l'excitation des nerfs sensitifs, à savoir une diminution de la pression dans les vaisseaux de la peau et leur dilatation. Dastre et Morat ont confirmé ce fait.

Mais l'action de l'acide carbonique sur les centres est une action excitante ; elle doit donc s'exercer sur les centres vaso-dilatateurs, soit par leur excitation directe, soit par excitation réflexe portant sur les nerfs sensitifs. Devons-nous faire intervenir cette action de l'acide carbonique sur les centres, lorsqu'il s'agit d'expliquer la production du dicrotisme ? Nous ne le pensons pas ; le dicrotisme, en effet, se manifeste dans les maladies infectieuses avant même que cet excès de CO^2 existe ; son apparition est, avons-nous dit, liée à l'état de défaillance observée à la fin des pyrexies. Nous devons rejeter son influence dans la pathogénie du dicrotisme, et ne nous intéresser qu'à l'effet des toxines sur les centres moteurs. Peut-être, à un moment donné de l'évolution d'une infection, son action peut-elle intervenir, ainsi que l'ont démontré Dastre et Morat, la dilatation des vaisseaux est due au sympathique cervical renfermant des fibres vaso-dilatatrices et vaso-constrictives. Pourquoi ne pas admettre que la destruction de celle ci détermine par voisinage une excitation de celles-là, surtout si les centres de ces dernières ont été mis en mouvement par un excès d'acide carbonique.

5° Résumé. — Les maladies infectieuses nous apparaissent donc maintenant comme pouvant favoriser et produire le dicrotisme du pouls par l'action, soit directe, soit réflexe, exercée par leurs toxines sur les centres nerveux vaso-moteurs. Ces centres sont échelonnés dans l'axe bulbo-médullaire ; les mieux connus, les vaso-constricteurs sont rapidement paralysés sous l'influence des poisons microbiens, et consécutivement à ce phénomène, on ne tarde pas à voir apparaître le relâchement des tuniques des vaisseaux périphériques. La pression se trouve diminuée ; une quantité plus considérable de sang étant retenue aux extrémités du corps et dans les parties déclives de l'organisme, le cœur ne projette plus dans l'arbre artériel qu'une faible quantité de sang ; la systole devient courte et, de plus, on en voit le nombre augmenter, car le cœur se contracte plus souvent pour suppléer à l'insuffisance du sang qui est envoyée dans l'appareil circulatoire à chaque contraction.

Nous nous trouvons donc dans les conditions que nous avons démontrées dans un chapitre antérieur, indispensables à la production du dicrotisme, et qui sont :

1° La diminution de la pression sanguine ;

2° La brièveté et l'énergie de la contraction cardiaque ;

3° Le faible volume de l'ondée sanguine.

VALEUR SÉMEIOLOGIQUE ET DIAGNOSTIQUE DU DICROTISME DANS LES MALADIES INFECTIEUSES

Nous avons, dans un des premiers chapitres de ce travail signalé la présence du dicrotisme au cours des maladies infectieuses, nous nous sommes appliqués ensuite à donner une explication de ce phénomène, mais il nous paraît utile avant de terminer cette étude, d'indiquer dans quelle mesure les formes diverses qu'il peut revêtir intéressent le clinicien. Le dicrotisme du pouls s'observe, en effet, d'une façon à peu près constante au cours des maladies infectieuses ; mais revêt il toujours une forme identique ? Le fait est peu probable. La ligne d'ensemble d'un tracé sphygmographique varie suivant les maladies ; ces variations peuvent avoir un retentissement sur le ressaut de la ligne de descente de la courbe, sur le dicrotisme.

Nous allons, au cours de ce chapitre, considérer successivement les différences présentées par la courbe du pouls au cours des maladies infectieuses ; l'emploi du sphygmographe permet d'établir des nuances délicates qui échapperaient au palper digital.

a) *Fièvre typhoïde*. — « C'est dans la fièvre typhoïde, » écrit Lorain, que l'on rencontre le dicrotisme le plus

» intense et le plus régulier... Il n'y a guère de maladies » qui donnent lieu à un dicrotisme aussi intense et aussi régulier ».

Ce phénomène est incontestablement dû à la laxité extrême des parois artérielles, à la grande perméabilité des capillaires et à la chute considérable de la pression artérielle. Le tracé que nous reproduisons ici est celui

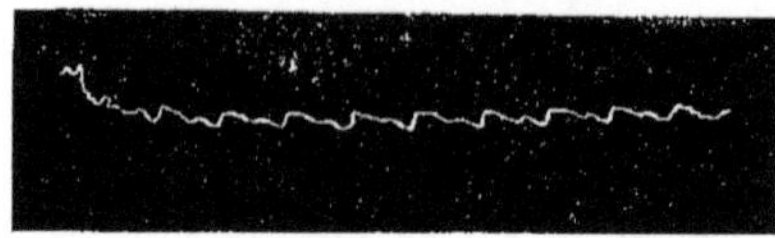

Fièvre typhoïde observée dans le service de M. le professeur Carrieu

d'un typhoïsant que nous avons observé dans le service de M. le professeur Carrieu.

Le pouls de ce malade, qui avait 12,5 de tension, était ample, dépressible et présentait un dicrotisme bien marqué.

b) *Rhumatisme articulaire aigu.* — L'étude du pouls dans cette maladie paraît avoir un intérêt tout particulier en raison de l'atteinte portée au cœur par le rhumatisme ; en réalité, il ne faut pas s'exagérer l'influence de ces lésions cardiaques, les endocardites et les péricardites n'ayant souvent qu'un faible retentissement sur nos courbes sphygmographiques. Le pouls du rhumatisant est remarquable par son extrême amplitude et par un dicrotisme souvent très accusé. Le tracé est caractérisé par une ligne de montée verticale très marquée, par un sommet très aigu. Quant à la ligne de descente elle est assez brusque, beaucoup plus rapide que dans le cas d'une fièvre typhoïde, et c'est tout à fait à sa terminaison qu'elle présente le dicrotisme.

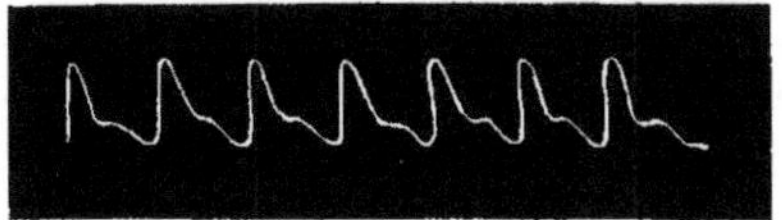

Rhumatisme articulaire aigu (tracé emprunté à Lorain)

L'extrême amplitude de ce pouls peut être expliquée par une tension très faible en rapport avec les sueurs profuses des rhumatisants ; l'extrême acuité du sommet et la brusque descente sont une preuve de la perméabilité du système capillaire.

c) *Pneumonie à forme typhoïde.* — Le dicrotisme est ici très prononcé, beaucoup plus prononcé que dans une pneumonie franche, et la forme de son tracé se rapproche de celle de la dothiénentérie.

d) *Pleurésie.* - Nous observons dans cette affection le pouls banal de la fièvre : ample, fréquent, dicrote.

Nous n'insisterons pas plus longuement sur cette énumération. Dans les maladies infectieuses, la forme du pouls est celle de la faible tension, et rappelle celle que l'on obtient après un exercice musculaire violent, c'est-à-dire dans des conditions où l'existence d'une faible tension est démontrée. Amplitude et dicrotisme, tels sont les deux termes qui se retrouvent dans l'interprétation de nos tracés. Qu'il s'agisse d'une pneumonie, d'une septicémie, d'un rhumatisme articulaire aigu, de péricardites, de péritonites, d'endocardites infectieuses, de fièvre typhoïde, le pouls dicrote a une importance réelle au point de vue de la séméiologie et du diagnostic. Il acquiert même, au point de vue pronostic, une importance telle, surtout dans la dothiénentérie qu'il mérite, à notre avis, les honneurs d'un chapitre spécial.

VALEUR PRONOSTIQUE DU DICROTISME DANS LES MALADIES INFECTIEUSES

La marche du dicrotisme au cours des maladies infectieuses offre un grand intérêt ; par l'examen journalier des tracés sphygmographiques, le clinicien a un moyen de contrôle, lui permettant de vérifier et de confirmer les conséquences qu'il croit pouvoir tirer de l'examen direct de ses malades.

Nous avons vu, AU COURS DU RHUMATISME ARTICULAIRE AIGU, que le pouls est très nettement dicrote ; puis, au fur et à mesure que la maladie évolue vers la convalescence, le pouls devient tricrote et polycrote tout en conservant son amplitude, mais en devenant plus lent. La disparition de la double pulsation est donc, au point de vue pronostic, un signe favorable dans la marche de la maladie.

DANS LA PNEUMONIE ET LA PLEURÉSIE il en est de même ; la ligne diastolique de nos tracés présente nettement le ressaut caractéristique du *pulsus bis feriens* pendant la période d'augment et d'état de la maladie ; au cours de la convalescence apparaît le polycrotisme. Mais, si au lieu d'évoluer vers la guérison, la maladie va en s'aggravant, le dicrotisme persiste pendant que le pouls devient de plus en plus petit, de plus en plus inégal. Nous pouvons nous en rapporter aux courbes reproduites par Lorain dans ses « Etudes de médecine clinique » pour comparer entre eux les différents tracés pris à des périodes variables de la même maladie.

Mais, au cours de ces affections, le dicrotisme nous indique que la maladie évolue régulièrement ou non, mais ne nous donne aucun indice nous permettant de nous faire prévoir telle ou telle complication. Il n'en est plus de même lorsqu'il s'agit DE LA DOTHIÉNENTÉRIE. Chez un typhique, en effet, l'examen du tracé sphygmographique, et souvent même le simple palper digital peut nous renseigner sur l'évolution favorable de la maladie, ou, au contraire, nous faire prévoir qu'une complication plus ou moins redoutable est sur le point de se manifester.

Au début de la fièvre typhoïde, en effet, le dicrotisme va en augmentant en même temps que se manifeste la fréquence du pouls.

Il est, dès que commence l'infection éberthienne, ample, fort, résistant au doigt, mais bientôt, tout en restant ample, il devient dépressible ; c'est à ce moment-là que le dicrotisme qui était apparu dès la première période de la maladie, prend un caractère plus net et plus sensible. Il est alors facile, sans même avoir recours aux renseignements que nous donne l'appareil enregistreur, de percevoir au doigt le ressaut diastolique du pouls ; en même temps on constate l'abaissement progressif de la pression artérielle.

Mais, le second septenaire de la fièvre typhoïde arrive, la *période d'état* s'établit et s'accompagne toujours de quelque modification du côté des artères, modifications qui sont le résultat de l'affaiblissement progressif du myocarde et qui sont surtout faciles à mettre en évidence dans les formes graves de la maladie. Mais, contrairement à ce que pense M. Chrétien, nous ne constatons pas d'augmentation de la tension ; les contractions cardiaques sont ralenties du fait de la dégénérescence granulo-graisseuse et vitreuse de la fibre cardiaque, mais jamais nous ne pourrons constater une recrudescence de la pression vasculaire, l'organe propulseur n'ayant pas une force suffisante pour la faire naître. Le pouls devient de plus en plus petit, de plus en plus dépressible au fur et à mesure que le cœur faiblit ; il perd l'amplitude que nous avons observée à la période de début de la maladie. Nous laisserons de côté pour l'instant ces caractères du pouls qui peuvent nous faire craindre une complication, pour ne nous occuper dans cette partie de notre travail que des caractères de la pulsation dans une fièvre typhoïde évoluant régulièrement vers la guérison. Le sphygmographe nous a révélé un dicrotisme allant en augmentant pendant toute la première phase de la maladie et révélant la première atteinte de l'organisme par les toxines. C'est pour lutter contre leur envahissement que pendant la période d'état les contractions apparaissent avec une énergie plus grande et, à ce moment-là, la constatation du dicrotisme est moins nette qu'au début de l'affection. Ce fait est de bon augure dans l'évolution heureuse de la maladie, car il nous prouve que le myocarde réagit encore suffisamment pour lutter contre l'infection.

Si les choses prennent une tournure favorable, nous arrivons à la *période de convalescence*. Le dicrotisme peut être atténué, mais n'en existe pas moins ; mais peu à peu, lès deux ondes qui caractérisent la pulsation sont séparées par un intervalle plus grand ; dans cet intervalle apparaît une troisième onde qui s'accentue de plus en plus ; le pouls est devenu tricrote, bientôt il sera polycrote. L'apparition de ces phénomènes est importante aux approches de la convalescence, car progressivement, et en passant par une série d'intermédiaires la pulsation reprend ses caractères normaux.

Telle est l'évolution régulière du dicrotisme au cours d'une dothiénentérie suivant son cours et aboutissant à la guérison sans qu'une complication plus ou moins grave pour le malade ne survienne. Malheureusement, cette marche favorable de l'affection est souvent interrompue, quelquefois aussi suivie de désordres plus ou moins graves venant encore assombrir le pronostic de la maladie. L'étude de la courbe du pouls peut elle nous renseigner dans certains cas sur les dangers que court notre malade, sur la prochaine apparition d'une complication ?

Parmi les complications de la fièvre typhoïde une des plus redoutables est incontestablement l'*hémorragie intestinale*. Elle peut apparaître dans les premiers jours du second septenaire, époque où il n'y a pas d'ulcérations, ou dans le courant de la troisième semaine, et est due alors au processus ulcératif qui atteint les vaisseaux. Dans le premier cas les hémorragies sont déterminées par la congestion intense observée au niveau de l'intestin. Mais, par quoi est produite cette fluxion et par quels signes se manifeste-t-elle au niveau du pouls ? Les symptômes cardiaques à peu près constants dans la fièvre typhoïde, et que nous avons signalés précédemment vont peu à peu acquérir une importance plus grande ; la systole qui était brève et énergique prend un caractère bien différent ; il y a une certaine mollesse dans la contraction cardiaque, en même temps qu'elle prend une fréquence plus grande ; la force d'impulsion étant moindre, la circulation se ralentit ; on constate parfois, outre une stase plus ou moins étendue dans les capillaires, une infiltration diffuse sanguine du tissu conjonctif. Si,à ce moment-là, nous recherchons par le palper digital quels sont les caractères de la pulsation radiale, nous trouvons que le pouls a perdu la régularité, l'amplitude, le dicrotisme du début de la maladie; le tracé sphygmographique ne nous présente plus cette ligne d'ascension brusque et élevée et cette ligne de descente présentant un dicrotisme si net que nous avions observées.

Nous nous trouvons en présence, au contraire, d'un pouls petit, mou, de plus en plus dépressible, dont le rythme est altéré, et la courbe obtenue à l'aide de l'appareil enregistreur qui nous avait montré un rebondissement si net de la ligne diastolique, ne nous révèle plus ou presque plus la présence du dicrotisme. Les artères sont à ce moment-là tendues du fait de la gène circulatoire que nous venons de signaler au niveau des capillaires; il y a obstruction de ces derniers et par suite, ainsi que nous l'avons montré dans un chapitre précédent, il est impossible que le dicrotisme se produise. Et les phénomènes ainsi observés sont le fait de la myocardite, car après le cœur, les vaisseaux sont à leur tour atteints par le même processus de dégénérescence. Ce qui fait que lorsque nous constatons du côté du cœur la diminution des bruits normaux, les altérations du rythme, de l'embryocardie, de la tachycardie, des souffles myocardiques, en même temps que la disparition du dicrotisme du côté des artères nous pouvons redouter une entérorragie. Il y a en effet stase au niveau des viscères et à un moment donné le phénomène que nous craignons va éclater : l'hémorragie intestinale va se produire !

Et dès que cette grave complication est apparue, nous observons de sérieuses modifications à l'examen du pouls. Tout d'abord la palpation nous renseigne sur l'amplitude et la régularité plus grande des battements artériels; ce fait n'a pas lieu de nous surprendre ; l'obstacle qui existait à l'écoulement du sang par le fait de la stase sanguine est supprimé ; dès lors il est aisé de comprendre que le myocarde pourra se contracter d'une façon plus normale, et en même temps notre doigt, ou mieux un sphygmographe placé sur l'artère radiale du malade en observation, révèlera d'une façon nette et précise l'apparition du dicrotisme qui avait disparu un certain temps et qui est due à la brusque pénétration du sang lancé par le ventricule dans les artères détendues. Le double choc diastolique que nous venons de signaler va continuer à se manifester jusqu'au moment où les phénomènes qui ont pu nous faire pressentir la première hémorragie réapparaîtront ; il s'atténuera alors peu à peu, disparaîtra et un nouvel accident semblable au premier viendra encore aggraver le sort de notre malade. Nous verrons ensuite reparaître le dicrotisme du pouls.

Il est donc bien établi que souvent le simple fait de tâter une artère, ou en tout cas le fait d'enregistrer la pulsation radiale, peut nous faire prévoir une hémorragie intestinale sur le point de se produire au cours d'une dothiénentérie, et peut ainsi assombrir notre pronostic dans une mesure d'autant plus grande que, au point de vue thérapeutique, nous nous trouvons dans l'impossibilité de préserver nos malades de l'accident qui les menace. Pour empêcher, en effet, la stase vasculaire, il semblerait indiqué de produire une dérivation intestinale; mais, nous ne pouvons user de purgatifs, car ils suffiraient à eux seuls à produire une hémorragie et souvent, ce qui est plus grave encore, une perforation intestinale.

A côté de l'hémorragie intestinale, nous avons à craindre au cours de la fièvre typhoïde d'autres complications non moins graves. Nous savons que pendant la durée de cette affection il est d'observation presque constante de voir apparaître des *foyers de suppuration* plus ou moins étendus, se manifestant sous la forme de simples furoncles siégeant en des points variables, ils méritent à peine d'attirer notre attention; bien plus importantes sont les infections se produisant avec leur maximum de fréquence pendant la période de déclin ou de convalescence de la maladie. Les premières, en effet, ainsi que le pense Chauffard, sont dues à la pénétration des staphylocoques, facilitée par les bains. Pendant la convalescence, il n'en est plus de même et nous voyons apparaître des complications se traduisant par des épanchements purulents dans les articulations ou dans les cavités séreuses, par des abcès musculaires, par des suppurations glandulaires. L'infection peut être d'origine éberthienne ou peut être le fait d'un autre bacille venant secondairement envahir les organes placés déjà en état de moindre résistance à la suite de l'intoxication typhique.

Quoi qu'il en soit, très souvent un foyer de suppuration est décelé par l'élévation brusque de la courbe thermique; et cependant, par un examen plus attentif et plus précis de son malade, le clinicien pourrait, dans une certaine mesure, être prévenu qu'une de ces complications va éclater; les toxines typhiques, en effet, quel que soit le rôle qu'elles jouent dans l'apparition de la complication, continuent d'agir sur l'organisme. Et c'est dans ces cas que l'examen du pouls nous montre le dicrotisme persister après que la maladie semble guérie. Mais nous devons nous méfier, et le clinicien doit se mettre en garde contre l'apparition d'une des complications dont nous parlions plus haut. Prenons le cas de la pleurésie; elle survient le plus souvent à la période de déclin ou de convalescence de la fièvre typhoïde; quelquefois elle est très tardive et, quelquefois, est la première manifestation d'une rechute de la fièvre typhoïde (pleuro-typhoïdite de rechute de Dopter). Dans ces conditions-là, en même temps que nous constatons l'élévation thermique, le pouls prend les caractères du pouls fébrile et devient dicrote.

Nous n'insisterons pas sur les autres complications, otites, abcès etc., relevant directement de l'infection éberthienne ; nous serions obligés de répéter ce que nous venons de dire.

Nous terminerons le rapide aperçu que nous venons de donner sur la valeur pronostique du dicrotisme au cours des infections par quelques mots sur un accident qui peut accompagner la convalescence de la fièvre typhoïde ; nous voulons parler de *la phlébite.* Elle se manifeste à une période où tous les symptômes fébriles ont disparu ; après dix ou quinze jours d'apyrexie elle débute brusquement, accompagne, ainsi que l'ont fait remarquer Hoffmann, Dunin Vaquez, des phénomènes de pyohémie à localisations diverses, se manifeste par une réaction fébrile très intense, pendant laquelle nous voyons reparaître le dicrotisme qui s'était atténué au cours de la convalescence.

Nous avons, au cours de ce chapitre, insisté d'une façon toute particulière sur les manifestations du dicrotisme au cours de la fièvre typhoïde, au détriment, peut-il sembler, des autres infections où nous l'avons aussi signalé. C'est que, ainsi que nous l'avons fait remarquer plusieurs fois au cours de ce travail, c'est dans cette maladie qu'il apparaît le plus nettement, qu'il est le plus facile à déceler, qu'il acquiert une importance séméiologique et surtout pronostique que nous ne pouvions laisser dans l'ombre. Ses variations au cours de l'évolution de la maladie sont susceptibles de nous faire prévoir une complication en train de se faire; sa réapparition au cours de la convalescence nous annonce le début d'une infection nouvelle qui se produit.

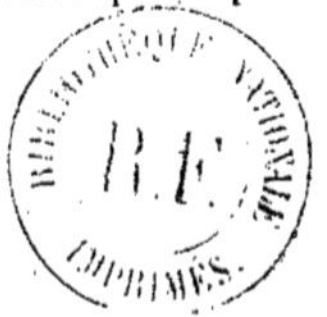

CONCLUSIONS

I. — Le dicrotisme, observé dans les maladies infectieuses est l'exagération d'un phénomène existant à l'état normal, mais prenant au cours de certains états pathologiques une importance telle qu'il acquiert une valeur égale à celle des autres signes.

II. Pour que le dicrotisme se produise, il faut que la tension artérielle soit diminuée et pour cela :

1° Que la systole ventriculaire soit brève et énergique ;

2° Que l'intégrité de l'élasticité artérielle soit complète et que la perméabilité des petits vaisseaux soit suffisante pour permettre un écoulement facile du sang ;

3° Que le volume de l'ondée sanguine soit peu considérable.

III. — Dans ces conditions, le dicrotisme est produit par une *onde centrifuge secondaire* (Buisson) parcourant les vaisseaux. Il faut, pour que cette onde se produise, que le sang reflue d'abord vers les valvules aortiques. Certains auteurs (Marey) expliquent ce reflux par le vide laissé derrière elle par l'ondée sanguine au moment de la clôture des sigmoïdes ; d'autres (Landois, Moëns) prétendent que l'ondée secondaire est due au retrait élastique des artères qui refoulent le sang, d'une part vers les capillaires, d'autre part vers l'aorte où il est arrêté par les sigmoïdes ;

il se reporte ensuite vers la périphérie, d'où la production de la deuxième onde.

IV. — Mais, pour que cette deuxième onde se manifeste, il faut que le système artériel soit déjà vidé du sang qui a été projeté vers les capillaires, d'où la nécessité de leur vaso-dilatation.

V. — Cette vaso-dilatation existe dans les maladies infectieuses et est due à l'action directe ou réflexe exercée par les produits microbiens sur les centres nerveux vasomoteurs.

VI. — Le dicrotisme, s'observant d'une façon à peu près constante dans les maladies infectieuses, acquiert une valeur séméiologique, diagnostique et surtout pronostique importante. Dans la fièvre typhoïde, en particulier, son atténuation ou sa disparition pourront nous faire prévoir une hémorragie sur le point de se faire ; pendant la convalescence sa réapparition nous décèlera souvent une complication en train d'évoluer.

BIBLIOGRAPHIE

BROADBENT. — The pulse.

BOUCHARD. — Traité de Pathologie générale.

— Communication orale (1891) rapportée par M Chrétien, in *Revue Médicale*, 1894.

BROUARDEL et GILBERT. – Traité de médecine et de thérapeutique.

BUISSON. — Quelques recherches sur la ciculation du sang à l'aide des appareils enregistreurs(Thèse de doctorat), Paris 1862.

CHRÉTIEN. — Le pouls dicrote, in *Revue Médicale* 1894.

GLEY (E.) — In Brouardel. Pathologie générale.

LORAIN. — Etudes de Médecine clinique.

LANDOIS. — Centralblatt für die medic. Wissenschaft (Berlin).

MAREY. — Physiologie Médicale de la circulation du sang.

— Interprétation hydraulique du pouls dicrote (*Annales des Sciences Naturelles*. Paris).

— Recherches sur le pouls dicrote. (*Gaz. Méd. de Paris*, n° 30).

ONIMUS et VIRY. — Etude critique des tracés obtenus par le cardiographe et le sphygmographe.

VIVENOT. — Ueber den Einfluss des verstäkten und vernind Luftdreinches, etc.

WOLF. — Beobachtungen über den puls bei Geisteskranken.

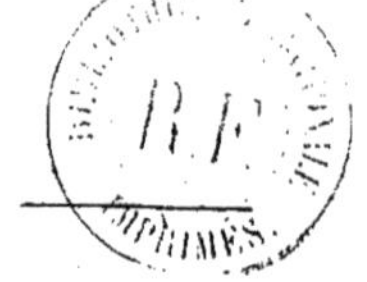

TABLE DES MATIÈRES

www.ingramcontent.com/pod-product-compliance
Ingram Content Group UK Ltd.
Pitfield, Milton Keynes, MK11 3LW, UK
UKHW020212200726
13856UKWH00004B/1349